HYGIÈNE MUNICIPALE

DE L'ÉTABLISSEMENT

D'UN

BAIN D'EAU COURANTE

A CHAMBÉRY

Par le Docteur Gaspard DÉNARIÉ,

ancien Médecin de l'Hôtel-Dieu, Chevalier
de la Légion d'honneur.

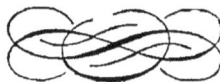

CHAMBÉRY

IMPRIMERIE CHATELAIN, SUCCESSEUR DE F. PUTHOD

4, AVENUE DU CHAMP-DE-MARS, 4.

1883

HYGIÈNE MUNICIPALE

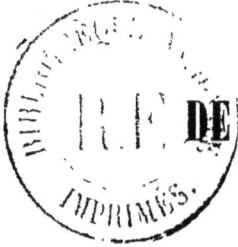

DE L'ÉTABLISSEMENT

D'UN

BAIN D'EAU COURANTE

A CHAMBÉRY

Par le Docteur Gaspard DÉNARIÉ,

ancien Médecin de l'Hôtel-Dieu, Chevalier
de la Légion d'honneur.

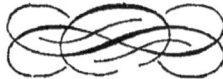

CHAMBÉRY
IMPRIMERIE CHÂTELAIN, SUCCESSEUR DE F. PUTHOD
4, AVENUE DU CHAMP-DE-MARS, 4.

1883

Ami Lecteur,

Il y a vingt-cinq ans, en mai 1859, un écrivain anonyme faisait paraître dans le *Courrier des Alpes* un article sur les bains à Chambéry, destiné à provoquer dans notre ville l'établissement d'une piscine d'eau courante. Il disait entre autres choses : « *On juge du degré de civilisation d'une ville par ses monuments, de sorte que l'étranger qui étudie notre petite ville peut dire : A Chambéry, on est charitable et religieux, on y aime et honore l'instruction, mais on ne s'y lave point.* » Et l'auteur partait de là pour énumérer les avantages et les bons effets de la balnéation, et pour réclamer l'établissement qui manquait et qui manque toujours à Chambéry. Son article eut un succès d'estime, mais ce fut tout. Notre bonne ville, qui était alors très fidèle à la monarchie de Savoie, passa ensuite avec enthousiasme au régime impérial, et devint en dernier lieu une cité très républicaine, ce qu'elle est encore aujourd'hui. Les régimes les plus divers se sont succédé, des municipalités diverses ont passé; mais l'établissement qu'on prétendait néanmoins demandé par l'opinion publique manque toujours. L'écrivain de 1859 refait sa campagne en 1883. Seulement, il étend dans une brochure ce qu'il avait condensé dans un article. Sera-t-il plus heureux cette fois ?

Des pessimistes lui ont dit que Chambéry referait de nouveau, suivant nos chères habitudes françaises, les expériences successives de la Monarchie, de l'Empire et de la République avant de créer ce que l'on réclame depuis si longtemps. J'espère que mes concitoyens leur donneront un démenti.

25 juillet 1883.

DE L'ÉTABLISSEMENT

D'UN

BAIN D'EAU COURANTE

A CHAMBÉRY.

---

§ 1er

Avant d'arriver à la question qui fait le sujet de cet opuscule, le lecteur nous permettra quelques considérations générales sur le bain, elles nous paraissent nécessaires pour l'explication de notre sujet ; il faut connaître ce que la science dit des effets hygiéniques du bain pour en apprécier toute l'importance. Nous tâcherons néanmoins, en essayant de ne rien oublier d'essentiel, d'être aussi court que possible.

Nous ne parlerons pas des bains médicamenteux ou des bains d'eaux minérales, car nous n'avons pas à nous en occuper dans cette étude consacrée à l'hygiène générale. Mais les bains dans l'eau ordinaire offrent des nuances et des différences qu'il faut examiner ; ainsi on distingue les bains pris dans une baignoire et ceux pris à l'eau courante, les bains de mer et ceux d'eau douce ; ils présentent surtout de grandes différences suivant leurs températures. D'après la plupart des écrivains hygiénistes, on peut diviser les bains en cinq classes.

Bains très froids de 0 à + 10 R., soit de 0 à + 12 cent.
Bains froids de + 10 R. à + 15 R., soit de + 12 cent. à 18 cent.
Bains frais de + 15 R. à + 20 R., soit de + 18 cent. à + 25 cent.
Bains tempérés de + 20 R. à + 25 R., soit de + 25 cent. à + 31 cent.
Bains chauds de + 25 R. à + 30 R., soit de + 31 cent. à + 37 cent.
Bains très chauds de + 30 R. à + 36 R., soit de + 37 cent. à + 44 cent.

Cette division n'est pas parfaite ; elle est du reste très
difficile à faire. La sensation de froid ou de chaud tient
le plus souvent beaucoup plus à l'individu qui la perçoit qu'à
la température intrinsèque de l'eau, et le thermomètre ne
prévaut pas contre la perception individuelle. Le bain qui
glace et stupéfie un homme faible et usé, procurera à une
organisation plus saine et plus robuste une agréable
réaction de force et de chaleur ; l'habitude, l'âge, le sexe,
la différence entre la température extérieure et celle du
bain, influent sur la nature de la sensation perçue par le
baigneur.

Dans les baignoires ou bassins qui ne permettent pas
la natation ou le mouvement, les bains ne peuvent pas se
prendre hygiéniquement au-dessous de + 25° cent. On ne
doit pas l'élever au-dessus de la température du sang qui
est de + 37° cent. Dans l'échelle de 12 degrés qui existe
entre ces deux points, il y a un point de neutralité où la
circulation reste calme, et où le baigneur ressent une
impression de tiédeur et de bien-être ; ce point correspond
à peu près à 4 ou 5 degrés au-dessous de la chaleur du
sang, c'est-à-dire à 32° ou 34° cent. Mais, nous le répétons,
c'est très difficile de déterminer un point exact, car cela
dépend de l'impression perçue par l'individu, et cette
impression dépend à son tour de sa vigueur, de ses habitudes antérieures. Au-dessous de ce point de neutralité,
nous avons le bain frais ou presque froid, et le baigneur
en y entrant éprouve généralement un frisson, le corps

se refroidit ; au bout d'un temps qui est généralement assez court, une réaction survient et le corps se réchauffe ; il faut alors que le baigneur sorte du bain, car s'il y séjournait plus longtemps, le corps se refroidirait de nouveau, et comme la baignoire ne permet pas le mouvement ou la natation, ce refroidissement deviendrait dangereux. Du reste, on ne prend que très exceptionnellement des bains froids dans une baignoire ; quand on suit un traitement hydrothérapique, on prend des bains d'immersion dans l'eau très froide, mais on ne fait qu'entrer et sortir. Les bains froids sont usités aussi dans le traitement de la fièvre typhoïde par la méthode de Brandt ; ils ont pour but de refroidir le corps et d'abaisser ainsi la température du sang qui est très élevée dans cette maladie ; mais ces bains sont en général très pénibles pour le malade. A part ces exceptions, la baignoire est exclusivement réservée aux bains tièdes ou chauds.

Dans ces bains, l'absorption prédomine ; par le moyen des pores l'eau pénètre dans le sang et entre dans la circulation générale ; aussi les besoins d'uriner arrivent bien vite, et cette fonction s'exécute avec facilité.

Il est donc très important de porter une attention sérieuse à l'eau dont on remplit la baignoire, car cette eau peu devenir un véhicule de substances très dangereuses pour l'économie. Les tissus cornés, très hygrométriques, absorbent · naturellement beaucoup d'eau, l'épiderme s'en imbibe ; aussi il ne tarde pas à s'exfolier, et l'on voit surnager ces produits à la surface. L'eau dans les bains tièdes agit à la fois à l'extérieur comme modificateur des papilles nerveuses de la peau, et à l'intérieur en se mêlant à la circulation générale.

Les bains tièdes sont incontestablement d'une grande

utilité. Comme agent de propreté générale, ils nettoient la peau des enduits fournis par la sueur et la poussière, ils détachent les amas d'épiderme qui se forment journellement, ils ouvrent de cette manière les pores de la peau et facilitent le jeu de ses fonctions. Ces bains sont excellents pour amener la détente et le relâchement des tissus, pour adoucir l'irritabilité du système nerveux, et pour produire un calme réparateur dans l'organisme.

§ 2.

Les bains d'eau courante sont à proprement parler des bains frais ou froids. Leur température est très variable, car elle dépend d'une foule de circonstances. Dans nos climats, dans la saison d'été, elle s'éloigne quelquefois peu de celle de l'air ambiant; cependant, l'altitude de l'eau, son point d'émersion (l'eau des glaciers est plus froide), son exposition au soleil ou à l'ombre, la rapidité du cours, peuvent influer considérablement sur la température de l'eau, et sur l'impression perçue par le baigneur. Dans tous les cas, et quoique la température de l'eau soit identique à celle de l'air ambiant, les bains d'eau courante produisent toujours sur le corps une impression rafraîchissante. Cela tient à deux causes : 1° à ce que la température des eaux courantes est généralement au-dessous de la température du corps humain; 2° à ce que le passage rapide des eaux sur la peau a pour effet de soustraire le calorique concentré dans l'économie ; plus le courant est rapide, plus la soustraction est grande, et plus l'impression de rafraîchissement est considérable. On peut voir à Genève un exemple assez curieux de cette théorie ; les bains pris dans le Rhône, à sa sortie du lac ; donnent une sensation de froid beaucoup plus considérable que ces bains pris dans le lac même, quoique le thermomètre n'indique pas une sensible différence entre ces deux stations. Cela tient uniquement à la rapidité torrentielle des eaux du fleuve.

L'immersion dans les eaux courantes a pour effet immédiat de refouler le sang à l'intérieur, de ralentir la circulation générale, et d'amener une réfrigération générale de l'économie. Nous ne voulons pas décrire ici tous les phénomènes physiologiques qui accompagnent ces trois effets, il nous suffit de les énoncer, car ils existent toujours à un degré plus ou moins élevé ; leur intensité dépend de la température de l'eau où on s'immerge et des causes que nous avons énumérées plus haut.

La réfrigération générale de l'économie est le fait capital du bain frais ou froid. Une réaction se produit ensuite, le sang revient à la surface de la peau, le pouls s'accélère, et le baigneur ressent une impression de chaleur générale.

Cette réaction se produit le baigneur se trouvant encore dans l'eau, puis un nouveau frisson se fait sentir, et il se fait une nouvelle déperdition de calorique ; si le baigneur ne se livre pas à la natation ou ne fait pas de mouvement pour provoquer une nouvelle réaction, il faut qu'il sorte de l'eau avant ce second frisson, car il pourrait se refroidir d'une manière dangereuse.

Le premier effet du bain frais ou froid est la soustraction du calorique qui surcharge les organes internes de l'organisme et les empêche de remplir leurs fonctions avec vigueur. Il diminue la rapidité du pouls, qu'on a vu tomber de 60 pulsations à 38 par minute. Le contact prolongé de l'eau fraîche sur les papilles de la peau semble propager par une sorte de continuité le calme dans les centres nerveux ; l'eau pure que les pores de la peau absorbent et versent dans la circulation générale, pénètre dans les poumons et rafraîchit la masse du sang, le dilue, le rend moins irritant pour les surfaces qu'il arrose ; il se produit en somme une sédation générale dont le baigneur a conscience et qui persiste souvent longtemps après le bain.

Le bain frais a donc, dans ce cas, des effets toniques et fortifiants, non pas pour nous avoir excité, mais pour nous avoir calmé et rafraîchi. Il agit comme le repos de la nuit, quand après un sommeil réparateur, le corps délassé, jouissant de sa vigueur première, s'enivre avec volupté de l'air frais du matin.

On conçoit alors son immense utilité dans les grandes chaleurs, où nous nous sentons si mous, si fatigués, si inhabiles à tout travail physique et intellectuel, chargés que nous sommes d'un excès de calorique puisé dans l'atmosphère, qui congestionne nos viscères, relâche nos muscles, engourdit nos mouvements et épuise notre système nerveux. On peut juger de ses effets bienfaisants sur l'économie, après des courses et des voyages fatigants, des excès de travail ou autres qui surexcitent et tendent à l'exagération les fibres du système nerveux.

La réaction qui se produit après la première concentration à l'intérieur, et qui est d'autant plus forte que l'eau est plus froide, accélère la circulation générale, le pouls s'élève, le nombre de pulsations augmente ; mais cette rapidité ne dépasse guère 8 à 10 minutes, et elle revient bientôt au type normal. La réaction produit surtout son effet sur la peau, dont les vaisseaux sanguins deviennent turgescents, et qui est le siège d'une chaleur agréable. La transpiration se fait avec facilité, et toutes les fonctions de la peau prennent une activité spéciale. Le bain frais ou froid a pour effet constant de fortifier l'important organe de la peau, il développe le réseau artériel de ce tissu, lui donne du ton, lui permet de mieux supporter la chaleur, et tempère les sueurs parfois excessives que provoquent le soleil et l'exercice. Cette tonicité acquise par le bain, rend la peau beaucoup moins impressionnable aux variations de l'atmosphère et certainement beaucoup moins sensible au froid.

En sortant d'un bain frais on se sent beaucoup plus léger, beaucoup plus alerte ; les muscles gagnent en force et en souplesse, et l'on est étonné de faire sans fatigue des marches et des exercices dont on ne se serait pas cru capable auparavant, L'appétit est plus vif, la digestion plus facile. Les bains frais ou froids dissipent les flatuosités, le sommeil devient plus profond, un sentiment général de force, de bien-être et de légèreté auquel l'intelligence participe, tel en est le résultat final.

Le bain froid est éminemment re-taurateur ; c'est cet axiome qui fait le succès des stations hydrothérapiques si fréquentées de nos jours.

Les bains froids conviennent-ils à tout le monde ? Il y a évidemment des restrictions à faire. Chez les tout jeunes enfants, la peau est d'une sensibilité trop vive pour que l'action du froid ne provoque pas une sensation douloureuse, la réaction ne se fait pas encore bien, l'organisme n'ayant pas assez de solidité pour la provoquer. Il faut habituer l'enfant petit à petit au bain frais par des gradations insensibles. La réaction se fait mal aussi chez le vieillard où les sources de chaleur commencent à s'épuiser. Le vieillard ne prendra pas de bain froid et ne se livrera au bain frais qu'avec beaucoup de précautions et de ménagements. Les personnes sujettes à des sécrétions naturelles ou morbides pouvant se répercuter à l'intérieur, ne se livreront aux bains frais ou froids qu'autant qu'elles seront certaines d'une bonne et franche réaction. Plusieurs médecins hygiénistes les proscrivent complètement dans ce cas. Je ne serai pas aussi rigoureux, mais j'insisterai sur la nécessité de prendre de grandes précautions qui consistent surtout à prendre des bains de courte durée et à provoquer une réaction rapide. Les personnes ayant des maladies du cœur ou des gros vaisseaux, ceux qui ont des dispositions aux maladies de poitrine, feront bien de s'abstenir des bains froids.

Peut-on se jeter à l'eau ayant très chaud, après une course par exemple? On le fait dans tous les établissements hydrothérapiques et il n'en résulte aucun accident. Les médecins hydropathes ont même constaté que la réaction se fait, dans ce cas, mieux et plus vive. Mais il y a pour cela une condition essentielle à remplir, il faut que le bain soit de très courte durée, et qu'il ne dépasse jamais trois minutes, le baigneur devant sortir de l'eau avant ce laps de temps.

Avant de finir cet exposé des effets du bain d'eau courante, rappelons un axiome de première importance : on ne doit jamais se jeter à l'eau après un repas ou une ingestion considérable de boissons L'oubli de cette recommandation essentielle fait chaque année de nombreuses victimes, dont les faits divers des journaux relatent le triste sort.

§ 3.

Il ressort des considérations précédentes que les bains d'eau courante sont très utiles sous le rapport de l'hygiène générale, et que les jeunes gens et les adultes en retirent les plus grands avantages. Il suffirait d'être pénétré des vérités que nous venons d'énoncer ci-dessus pour déplorer le manque absolu des bains d'eau courante à Chambéry et pour engager nos concitoyens à travailler activement à former un établissement de ce genre. Mais nous avons d'autres considérations à faire valoir ; elles ressortent des conditions spéciales de notre climat, de notre situation géographique et hypsométrique, de notre tempérament et de nos habitudes de vie ; toutes militent puissamment à l'appui de notre thèse.

§ 4.

Le climat de Chambéry, comme celui de toutes les localités qui avoisinent les grandes chaînes de montagnes, est très sujet aux brusques variations de l'atmosphère et surtout à celles de température ; le chaud, le froid, le vent, le calme s'y succèdent souvent plusieurs fois dans la même journée, et cela sans transition. Aussi les maladies provenant de ces brusques changements y sont-elles très fréquentes. Questionnez les voisins du jeune homme ou de l'adulte qui vient d'être enlevé à sa famille après quelques jours de maladie : il est mort d'un chaud et froid, répondent-ils. Cette explication, qui n'a cependant rien de scientifique, est, le plus souvent, au fond, très exacte, car la maladie qui a déterminé la mort tient ordinairement à une profonde perturbation de l'importante fonction de la transpiration cutanée, causée par une transition soudaine de température.

Le rhumatisme, cette affection protéiforme qui se manifeste sous tant de faces différentes, est excessivement commun à Chambéry; on peut le considérer comme le grand générateur des affections du cœur, si fréquentes dans nos localités. Or, le rhumatisme est essentiellement dû à des perturbations des fonctions de la peau. Les affections catharrales, eczémateuses, névralgiques, si communes chez nous, tiennent de bien près au rhumatisme et sont engendrées ordinairement par la même cause. De telle sorte que si on pouvait donner à la peau de l'individu une espèce d'insensibilité aux impressions atmosphériques, on lui donnerait en même temps une immunité contre ces maladies.

Cette immunité est bien connue et bien appréciée par les rares individus qui ont adopté pour leur usage personnel la mode anglaise de se faire des lotions froides sur tout le corps en sortant du lit; ils savent par expérience que cette opération éminemment hygiénique leur permet de supporter sans peine et sans inquiétude les chaleurs accablantes de la journée et les fraîcheurs du soir ; mais combien sont-ils ces adeptes de l'eau froide ?

Notre ville est située dans le bas-fond d'une vallée ; l'air quoique sain y est plutôt mou; il suffit pour en avoir la perception intime de monter de quelques mètres sur les collines qui nous environnent, en descendant en ville à la fin des chaudes soirées d'été on a la sensation d'entrer dans un milieu plus dense et plus lourd; aussi l'apathie fait-elle le fond de notre caractère ; nous aimons peu le mouvement, et l'exercice nous inspire une certaine horreur. On a souvent déploré le manque d'activité de notre population, qui nous laissait devancer par nos voisins dans l'exploitation de nos produits naturels, dans l'extension du commerce et de l'industrie, malgré la somme d'intelligence et d'instruction qui nous est départie en proportion relativement considérable, malgré notre station géographique voisine de centres importants, et notre position sur une des grandes artères du monde. Ce défaut d'activité tient à notre caractère, et notre caractère se relie d'une manière intime aux conditions physiques de notre existence de tous les jours. Ce n'est pas d'aujourd'hui que les géographes et les voyageurs ont fait ressortir la différence qui existait entre le lourd et lent habitant des vallées profondes et le montagnard vif et alerte.

La vérité est que nous manquons de stimulant, et comme nous ne le trouvons pas suffisament dans l'air mou et manquant un peu d'oxygène que nous respirons, beaucoup s'en vont le chercher dans les alcooliques. On prend du vermouth et du petit vin blanc pour se réveiller, et l'on s'endort indéfiniment dans les mille et un cafés dont Chambéry est émaillé. Le séjour prolongé dans ces salles dont l'air finit par être vicié, l'abus des alcooliques, celui du tabac qui s'y joint presque toujours, le manque d'exercice, aboutissent à congestionner les centres nerveux, et sont certainement au premier rang parmi les causes qui occasionnent ces terribles maladies cérébrospinales si communes de nos jours.

Les altérations générales du sang qui, sous le nom d'albuminurie et de diabète font tant de malheureuses victimes se lient presque toujours à un défaut de fonction-

nement de la peau. Notre population a une tendance
marquée au lymphatisme ; on est presque toujours obligé
de combattre cette fâcheuse disposition chez les enfants
des deux sexes. Enfin, les jeunes filles et les jeunes femmes
paient presque toujours un tribut plus ou moins long à
la chloro-anémie, ce qui explique la vogue des préparations
ferrugineuses qui font successivement la fortune de leurs
bienheureux inventeurs. L'anémie est la plaie du siècle,
elle atteint jusqu'au sexe fort. On a beaucoup discuté sur
l'origine de ce phylloxéra humain, on l'a attribué à différentes causes; mais en attendant que la science soit fixée
sur ce point, il est un fait irréfragable, c'est que la diathèse
anémique ou asthénique plane sur la race française avec
son cortège de névroses de toutes sortes. Aussi, la gymnastique est à l'ordre du jour et les écrivains pédagogistes
recommandent avec raison de lui donner une large place
dans l'éducation de l'enfant.

§ 5.

Après avoir lu l'aperçu succinct, mais véridique, que
nous venons de jeter sur notre position climatérique, notre
tempérament, nos habitudes, nos dispositions morbides, si
l'on se reporte à l'étude que nous avons faite précédemment
sur les effets physiologiques du bain d'eau courante, il sera
facile de conclure que nous avons grandement besoin de cet
agent hygiénique, et que la création d'un établissement de
ce genre rendrait chez nous d'incalculables services. Un des
grands effets de l'usage des bains frais, constaté à l'unani-
mité par tous les observateurs qui se sont occupés de la
question, est de tonifier la peau, d'activer ses fonctions et

de la rendre presque insensible aux variations atmosphériques ; qui ne voit combien cette immunité serait précieuse dans un pays où les variations atmosphériques sont si fréquentes, où le rhumatisme, résultat de ces variations, est presque le lot de chacun, où les maladies qui se lient au défaut de fonctionnement de la peau sont si fréquentes ? Qui ne sent combien l'excitabilité générale bienfaisante produite par le bain froid sur l'économie, la disposition alerte au mouvement que l'on ressent après cette opération, combattraient avec avantage cette inertie que nous avons signalée et qui provient de l'air un peu mou que nous respirons ?

La sédation opérée sur l'ensemble du système nerveux est tellement constante sous l'ifluence du bain froid, que c'est presque le seul moyen thérapeutique employé par la Faculté pour combattre les névropathies diverses; l'usage habituel du bain froid est donc un moyen excellent pour prévenir l'invasion de ces maladies, pour rafraîchir et calmer notre cerveau surexcité par la vie à outrance de notre temps.

Le lymphatisme, la constitution scrofuleuse sont avantageusement modifiés et peuvent même être guéris par les bains froids. D'illustres observateurs ont constaté que l'usage de ces derniers avait déterminé, en peu de temps, chez des sujets caractérisés par un lymphatisme exagéré, le développement rapide d'une sorte de tempérament sanguin, une turgescence générale, une vive coloration de la peau, de fréquents épistaxis, un surcroît d'activité dans l'appareil à sang rouge, enfin une véritable permutation de constitution. On peut dire la même chose des chloroses chez les jeunes filles, et des anémies en général; toutes ces affections trouvent leur prophylaxie et leur antidote dans

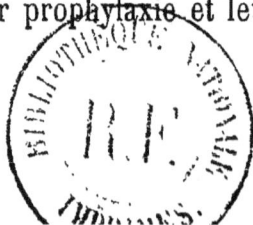

ce précieux agent thérapeutique, mis avec tant de libéralité par la Providence à notre portée.

J'ai la conscience de n'avoir rien exagéré dans l'étude ou plutôt dans l'esquisse que l'on vient de lire. L'action bienfaisante du bain est une de ces vérités banales qu'on est obligé toutefois de répéter de temps en temps, parce que, si personne ne la nie, bien peu songent à en faire l'application. Elles sont bien rares les villes qui mettent ce genre d'établissement dans leurs programmes de travaux publics. Et pourtant il en est peu d'aussi nécessaires. Les cités antiques comprenaient beaucoup mieux l'importance de cet agent puissant de l'hygiène. Dans les ruines qu'elles ont laissées, et que de savants archéologues vont étudier avec amour, ce sont les bains publics dont on retrouve le plus facilement les restes, tant ces monuments avaient été construits avec solidité, tant les édiles avaient mis de soins minutieux à les bien façonner.

La question de l'éducation est maintenant à l'ordre du jour; on a raison, mais ne nous pipons pas de mots, ne nous grisons pas de systèmes; l'instruction est, sans doute, une chose belle et nécessaire, mais il faut que l'enfant soit élevé de manière à se servir de cette arme avec avantage, car l'instruction n'est pas autre chose qu'une arme pour le combat de la vie. Pour que l'enfant puisse utiliser l'instruction qu'il a reçue, il lui faut l'éducation religieuse et morale qui formera sa conscience et lui donnera sa règle et son but; il lui faut l'éducation physique, qui le dotera d'un sang généreux, de muscles solides et d'un cerveau bien équilibré. Encourageons la gymnastique, les jeux en plein air, les courses alpestres, le sport, la natation, tous les exercices du corps; imitons les Anglais, nos maîtres en ce genre, qui élèvent ainsi leur jeunesse et ont formé une race remarquable par l'énergie calme et le sens pratique, une race en voie de dominer les trois quarts du globe. L'esprit est sain dans un corps sain, disait l'exergue antique : *meus sana in corpore sano.*

§ 6.

Nous allons maintenant passer aux voies et moyens. Mais avant d'aborder ce sujet, je veux répondre à une objection qu'on voudra peut-être me faire. Pourquoi créer à grand frais un bain d'eau courante, n'avons-nous pas le lac du Bourget tout près de nous, et notre jeunesse n'y va-t-elle pas chaque été s'y jeter en foule. C'est vrai, et l'empressement que mettent ces jeunes baigneurs à faire dix kilomètres pour aller se délasser dans ce vaste bassin d'eau est un argument à l'appui de ma thèse ; cela prouve que le bain d'eau froide est un véritable besoin. Mais on m'avouera aussi qu'un bain de ce genre placé à cette distance de Chambéry, en est réellement trop éloigné pour devenir quelque chose de pratique et d'usuel. Il faut prendre le chemin de fer ou une voiture ; c'est dispendieux, prend beaucoup de temps et devient un véritable voyage qu'il faut combiner dans la matinée, et que plusieurs ne peuvent pas faire faute de loisir. Les enfants, les jeunes filles, les élèves des écoles, sont dans l'impossibilité d'en user, et la masse considérable de personnes qui par suite de leurs professions n'ont pas trois heures dans la journée à dépenser pour cette partie de plaisir, sont dans la même position. Du reste, et les vrais amateurs de bains seront de mon avis, l'eau tiède du lac ne produit pas l'impression rafraîchissante et tonique dè l'eau dè rivière, et n'a pas les mêmes effets physiologiques.

Le lac d'Aiguebelette, qui est à mon avis le plus gracieux lac du monde, sera, par suite de l'ouverture du nouveau chemin de fer de Lyon, à la distance d'une station de Chambéry, et il sera certainement pour cette ville un sujet de *great attraction* et un but ravissant de promenade. On ira s'y baigner et y souper en partie de plaisir; mais comme établissement usuel de bains d'eau froide, on peut lui faire les mêmes objections qu'au lac du Bourget. Il y a même en les comparant un point d'infériorité très marquée du coté du lac d'Aiguebelette : c'est qu'on ne pourra jamais y aller en voiture.

Il faut donc chercher plus près de Chambéry; mais, il faut bien l'avouer, l'entreprise n'est pas facile ; nous avons à trouver l'eau nécessaire, à choisir un local, à creuser un bassin, à créer en un mot notre établissement de toutes pièces.

§ 7.

L'eau nécessaire ne manque pas à Chambéry ; nous avons plusieurs cours d'eau, petits, il est vrai, mais ne tarissant jamais et largement suffisants pour alimenter une grande piscine, En première lieu, nous rencontrons l'Albane, dont le volume d'eau est toujours d'une quotité respectable, qui dans son cours, depuis Saint-Baldoph à Chambéry, offre une multitude de vasques ou piscines naturelles, utilisées et fréquentées de longue date par les jeunes baigneurs de notre ville ; il serait facile de la capter en amont de Buissonrond, èt de former là un grand établissement. Mais je ne suis pas grand partisan des eaux de l'Albane ; cette rivière est l'écoulement des marais d'Apremont et de Saint-Badolph, et son eau doit contenir nombre de ces molécules organiques qui engendrent la fièvre paludéenne ; elle est du reste très peu aérée, coulant doucement sur un fond de vase, n'ayant pas de ressac et de chutes comme en procurerait un lit rocailleux, chutes et ressac qui oxigènent une eau courante en la mélangeant avec l'air atmosphérique.

Nous avons ensuite l'eau de l'Hyères, provenant de la cascade de Couz et des gorges du Forézan ; celle-ci est très battue et par suite très aérée, mais elle a son inconvénient qui est sérieux. L'eau du canal de l'Hyères, seule eau qu'on pourrait utiliser puisque la rivière elle-même est à sec une grande partie de l'été, sert à tant d'usines et à tant de manipulations diverses, qu'à son arrivée au Champ-de-Mars, elle risque de ne pas être très pure, elle doit certainement contenir des substances étrangères qui ne la rendront pas très appétissante pour un baigneur délicat. Il y aurait un moyen pratique d'obvier à cet inconvénient, ce serait de la filtrer à travers un lit de graviers ou de fascines avant son introduction dans la piscine ; or, les graviers, grâce au lit de l'Hyères, ne manqueraient jamais et sont pour ainsi dire sur place. On pourrait prendre cette eau avant sa traversée du Champ-de-Mars en la conduisant le long de la chaussée qui borde l'Hyères, et en construisant la piscine aux environs du stand des Chevaliers-Tireurs. On pourrait aussi la capter à sa sortie du Champ-de-Mars, lui faisant traverser l'Albane par un aqueduc, et établissant la piscine dans les jardins qui côtoient cette rivière.

L'eau de la Doria, qui vient de la cacasde du Bout-du-Monde, et qui est captée dans un canal au village de Leysse, est une eau excellente ; elle est très pure, très aérée, et dans son parcours elle n'est par infectée comme celle de l'Hyères par des usines nombreuses qui y versent leurs résidus. Il n'y a guère que la papeterie de Leysse et quelques moulins qui s'en servent. Je crois donc qu'on pourrait l'utiliser pour une piscine, sans être obligé de la filtrer. Elle traverse la rivière de Leysse par un canal souterrain, et on pourrait la prendre à sa sortie, ou bien le long de son parcours sur les territoires de Bassens, de Mérande, et jusqu'à sa rentrée dans la rivière de Leysse à Nezin, en amont de la propriété de M. François Duverney. C'est certainement de ce côté qu'iraient nos préférences. Il aurait cet avantage, qu'il ferait prendre à nos concitoyens l'habitude de diriger leurs promenades du côté du Midi, dans ce charmant bassin abrité du Nord par la colline de Lémenc, bassin où Chambéry devrait s'étendre au lieu de descendre comme il le fait vers le Nord, s'exposant aux vents froids et humides qui viennent du lac du Bourget, et se rapprochant de plus en plus des terrains marécageux de Bissy, comme les promeneurs peuvent déjà le pressentir dans les soirées passées au Verney.

Espérons qu'une municipalité intelligente arrivera un jour avec ce programme *Chambéry au Midi*, et ouvrira de ce côté des artères qui renouvelleront notre ville et pourront en faire une station hivernale, où les étrangers, attirés par la beauté de nos sites, seront retenus par la douceur de la température.

L'eau ne manque pas. On pourrait encore utiliser ce grand courant d'eau qui traverse le sous-sol de Chambéry, et qu'on a mis maintes fois à découvert, spécialement en creusant les fondations de l'hôtel d'Italie et celles de la Banque de France. Cette eau est très pure, et certaines pompes de Chambéry qui plongent dans ce courant ont une réputation bien méritée. Le captage de ce grand courant qui a été rêvé déjà par quelques-uns nécessiterait évidemment de grands frais, mais il donnerait certainement de grands résultats. En creusant un fossé profond dans les jardins qui s'étendent entre la route d'Italie et la colline des Charmettes, à peu près à la hauteur du chemin du Colombier, on arriverait à colliger ce courant, et à le diriger du côté du Verney, où, grâce à la différence de niveau, il arriverait au ras du sol, et on pourrait en former un bassin au milieu de la promenade publique et plus loin une vaste piscine natatoire.

Sur la rive droite de Leysse, dans la plaine de Mérande, des sources sortent naturellement du sol; un grand bassin creusé dans cet emplacement les recueillerait et fournirait sans grands frais une piscine dont l'eau serait froide mais très pure. Ce serait très probablement la manière la plus économique et la plus rapide pour avoir un établissement de ce genre. Dans le jardin de la Calamine on pourrait créer aussi une piscine avec l'eau de la fontaine Saint-Martin; mais probablement on n'aurait pas assez d'eau pour faire quelque chose de grand, de populaire, en un mot, car c'est ce qu'il nous faut.

Il s'agit, en effet, non pas de faire une piscine à l'usage de quelques privilégiés, mais de créer un vaste établissement à la portée de toutes les classes de la population ; il faudrait deux piscines limitrophes, mais cependant bien distinctes et bien closes, l'une pour les hommes, l'autre pour les femmes ; il faudrait qu'elles fussent assez spacieuses pour pouvoir s'ouvrir deux fois par semaine à la grande masse de la population qui pourrait s'y baigner à un prix très réduit. Il faudrait qu'à certaines heures et à certains jours elles pussent recevoir les lycées, pension-

nats et la garnison de Chambéry ; il faut en un mot un
établissemeut qui mérite la belle appelation d'*utilité
publique*.

§ 8.

Restent à examiner les voies et moyens pour arriver à
ce résultat. Un particulier pourrait l'entreprendre pour
son propre compte, et nous croyons qu'il ne ferait pas une
mauvaise affaire comme nous l'expliquerons tout-à-l'heure;
mais, à vrai dire, nous ne le désirons pas. C'est bien
plutôt le fait d'une société anonyme organisée par actions;
cela lui conserverait son cachet d'œuvre éminemment natio-
nale, et permettrait beaucoup plus facilement d'y ajouter successivement toutes les améliorations que le temps et l'expérience pourraient suggérer. Les dépenses comprendraient
l'achat du terrain ou sa location à long terme, la construc-
tion des piscines, des murs d'enceinte, des cabines, et des
deux petits bâtiments ou bureaux pour les maîtres baigneurs
et les maîtresses baigneuses qui délivreraient les billets et
loueraient le linge nécessaire. En dehors de l'aménagemeut
des piscines, les constructions se feraient d'une manière
légère et très économique, comme ces petits bâtiments en
briques de ciment ou en béton dont l'usage s'étend dans
toute la banlieue de Chambéry. Il faut comprendre aussi
dans les dépenses les appointements des deux personnes
de service ; mais l'adjonction d'un petit pavillon servant de
café, et les bénéfices certains que cette industrie donnerait
pourraient probablement sinon éteindre, du moins
diminuer considérablement les frais du personnel employé. Les bénéfices comprendraient le prix d'entrée du

bain, la location du linge, les abonnements des collèges, lycées et ceux de la garnison. Il faut y joindre la vente de la glace pendant l'hiver aux brasseries, et peut-être encore le prix de cartes d'entrée pour les jeunes patineurs qui trouveraient à la porte de Chambéry un champ de glace qu'ils vont actuellement chercher bien loin. L'établissement donnera certainement des revenus, mais l'affaire donnera-t-elle des dividendes? Il est très difficile de se prononcer sur cette question avant d'avoir vu le devis du prix du terrain et des constructions à faire. Celles-ci doivent se faire le plus simplement et le plus économiquement possible, car l'établissement n'étant pas comme les casinos d'eaux minérales destiné à éblouir le baigneur étranger, il faut viser par-dessus tout à la grandeur et au bon aménagement des piscines, et ne rien accorder au luxe et à la décoration.

Dans tous les cas, si la proposition que nous venons d'émettre dans cet opuscule rencontrait un écho dans le public, il faudrait nécessairement une réunion préparatoire, dont la mission unique serait de nommer une commission chargée d'étudier techniquement la question, et d'établir un devis sérieux. Le rapport de cette commission servirait de base au projet de société. Les actionnaires de cette société n'auraient-ils, comme pis aller, et pour tout bénéfice, que des cartes d'entrée au bain, ils n'auraient pas placé leur argent à perte. Ils auraient contribué en premier lieu à une œuvre patriotique et éminemment utile, et sous ce rapport on ne s'adresse jamais en vain à notre population; si elle est un peu apathique en beaucoup de choses, elle ne l'est pas pour donner son·argent en vue d'une bonne œuvre. En second lieu, les actions représentées par un terrain et des constructions conserveraient toujours leur valeur. Les actionnaires seraient dans la même position que ceux du Casino d'Aix, qui n'ont pas d'autres intérêts de leurs actions que leur carte d'entrée, et n'ont jamais demandé autre chose, ne voulant pas faire d'autre spéculation que celle de l'intérêt public. A la longue, néanmoins, leur don patriotique est devenu une affaire, et leurs actions, bonnes au point de vue moral, se sont trouvées bonnes aussi au point de vue de la Bourse et cotées en conséquence.

Or, il ne s'agit pas ici de bâtir un Casino ; la dépense sera relativement bien minime, le prix de l'action probablement peu élevé, et pourtant l'établissement de bains à Chambéry, sans le comparer au Casino d'Aix, aura une portée d'utilité publique bien caractérisée, et surtout directement applicable aux besoins de la population de notre Chambéry. C'est à ce titre que nous espérons un accueil favorable à ce modeste travail et aux idées qui y sont développées.

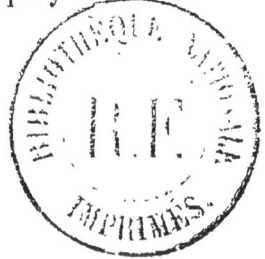

6645. — Chambéry, Imprimerie Chatelain, avenue du Champ-de-Mars.

www.ingramcontent.com/pod-product-compliance
Lightning Source LLC
Chambersburg PA
CBHW070756210326
41520CB00016B/4727